RECHERCHES COMPARATIVES

SUR

l'Aptitude Physique des Conscrits

AU SERVICE MILITAIRE

DANS LES CANTONS DE CAPTIEUX ET DE VILLANDRAUT

PAR

Le Docteur Henry DUPUY

DOCT^R ÈS-SCIENCES ET EN MÉDECINE

DE L'UNIVERSITÉ DE PARIS

OFFICIER D'ACADÉMIE

———

BAZAS

IMPRIMERIE CONSTANT, COURS AUSONE

—

1911

RECHERCHES COMPARATIVES

SUR

l'Aptitude Physique des Conscrits

AU SERVICE MILITAIRE

DANS LES CANTONS DE CAPTIEUX ET DE VILLANDRAUT

PAR

Le Docteur Henry DUPUY

DOCT^R ÈS-SCIENCES ET EN MÉDECINE

DE L'UNIVERSITÉ DE PARIS

OFFICIER D'ACADÉMIE

BAZAS

IMPRIMERIE CONSTANT, COURS AUSONE

1911

INTRODUCTION

Dans des recherches que j'ai été amené à faire, en 1910, sur
la mortalité humaine, suivant les saisons, dans la région lan-
daise du Bazadais, [1] j'ai constaté que la durée de la vie, la
longévité des habitants était notablement moindre dans le
canton de Captieux que dans celui de Villandraut et dans la
France en général. Le fait est que, d'après les actes de l'état
civil, les gens meurent plus jeunes de plusieurs années à
Captieux et dans les localités circonvoisines, qu'à Villandraut
et dans les communes environnantes, si l'on établit du moins
une moyenne.

Une différence de ce genre, entre deux cantons voisins
et limitrophes l'un de l'autre, m'a paru des plus dignes d'intérêt et devoir être portée à la connaissance particulièrement
des Médecins du pays.

Toutefois, comme une remarque, une observation, aussi
exacte qu'elle soit, ne signifie rien par elle-même et puisque,
d'autre part, c'est l'explication qu'on en donne qui la met en
valeur, je me suis proposé de fournir ou du moins de chercher
une explication à l'observation d'ordre biologique que je
viens de faire connaître.

M'étant souvenu, à ce sujet, du précepte de Descartes,
d'après lequel il convient de diviser une difficulté en autant
de parties qu'il se peut pour la mieux résoudre, j'ai tout
d'abord songé à me rendre compte si l'aptitude physique des
conscrits au service militaire, examinés régulièrement par le

(1) Dr H. Dupuy. La mortalité humaine et les conditions météoriques dans une contrée
du Bazadais. — Bazas, 1910.

Conseil de revision, dans le canton de Captieux comme dans celui de Villandraut, était meilleure, la même ou moins bonne dans le premier canton que dans le second. Il y avait là, on le conçoit, un élément d'appréciation de premier ordre, le point de vue et les conditions d'examen des jeunes gens étant les mêmes dans tous les chefs-lieux d'une région déterminée.

Par l'entremise de M. le Conseiller général du canton de Villandraut, qui est celui dans lequel je réside, j'ai donc demandé à M. le Sous-Préfet de Bazas de bien vouloir me permettre de consulter les documents relatifs aux obervations et décisions du Conseil de revision, et intéressant les jeunes gens examinés à Captieux comme à Villandraut, dans ces dix dernières années, documents qui sont déposés à la Sous-Préfecture. Cette autorisation m'a été accordée, c'est pourquoi j'ai l'agréable devoir, avant de clore cette introduction, d'exprimer à M. le Sous-Préfet, ainsi qu'à M. le Conseiller général, qui a bien voulu s'entremettre, mes sincères remerciements.

Divisions du Travail

Ce petit travail, écrit, soit dit en passant, dans une intention humanitaire, sera divisé en quatre chapitres :

Le premier chapitre se rapportera aux mensurations et aux pesées effectuées sur les conscrits, par le Conseil de revision cantonal et à des considérations anthropométriques qui en découlent.

Le deuxième aura trait aux observations, faites également par l'Assemblée cantonale, sur la constitution physique, les infirmités ou les maladies des jeunes gens examinés.

Le troisième sera relatif aux affectations des jeunes gens au service armé, au service auxiliaire, aux exemptions d'emblée ou après ajournement, enfin aux réformes prononcées en ce qui les concerne.

Le quatrième et dernier chapitre sera un résumé des précédents avec discussion et conclusions.

CHAPITRE I

Mensurations et pesées des Conscrits
Considérations anthropométriques

§ I. — NOTIONS PRÉLIMINAIRES

Conformément à la loi du 21 mars 1905 sur le recrutement de l'armée (Article 16), et à l'Instruction Ministérielle du 22 octobre de la même année, les jeunes gens appelés se présentent complètement dévêtus devant le Conseil, qui a mission de se prononcer sur leur aptitude au service, et réuni, à cet effet dans une salle de la Mairie du lieu. Là, d'abord la taille et le poids de ces jeunes gens sont pris par deux gendarmes, au moyen d'une toise et d'une bascule, sous la surveillance de l'officier de gendarmerie de l'arrondissement. Ils se présentent ensuite à l'officier du service de santé, assistant le Conseil, lequel prend leur périmètre thoracique ou tour de poitrine. Les résultats des mensurations et des pesées, annoncés à haute voix, sont notés au fur et à mesure par des commis.

Nous allons passer en revue, tout en les commentant, les notes ainsi recueillies sur la taille, le périmètre thoracique et le poids des conscrits qui ont comparu devant l'Assemblée, à Captieux et à Villandraut, de 1901 en 1910 inclusivement, en commençant toujours par ceux du canton de Captieux.

§ II. — TAILLE DES CONSCRITS

Dans le canton de Captieux, la taille des conscrits a varié, dans les dix années considérées, de 1 mètre 45 centimètres (taille la plus petite) à 1ᵐ 78 (taille la plus élevée). Elle a été le plus souvent, chez le plus grand nombre de sujets, normalement, comme on dit en biométrique, de 1ᵐ 63. D'autre part, si l'on fait la moyenne de toutes les tailles, on trouve 1ᵐ 62,6, une valeur, par conséquent, très voisine de la normale.

A Villandraut, la toise a indiqué, de 1901 en 1910, 1ᵐ 40 pour la taille la moins élevée ou minimale et 1ᵐ 80 pour la plus élevée ou maximale. Le plus souvent on a noté 1ᵐ 65. Cette dernière valeur est donc celle de la hauteur normale, présentée par le plus grand nombre d'individus, dans la contrée de Villandraut. On voit qu'elle est de 2 centimètres plus élevée que dans la contrée de Captieux.

Quant à la moyenne de l'ensemble des valeurs constatées, elle est de 1ᵐ 64, 2. La moyenne est donc, ici aussi, très voisine de la normale.

On trouvera représentée par le graphique suivant la série complète des tailles observées dans les deux chefs-lieux.

Dans ce graphique, le trait continu correspond aux tailles observées chez les conscrits du canton de Captieux et le trait discontinu aux tailles constatées chez les jeunes gens du canton de Villandraut. Pour les deux cantons le point culminant du trait. de la courbe se rapporte à la taille normale, qui est celle, assurément, qui présente le plus d'intérêt.

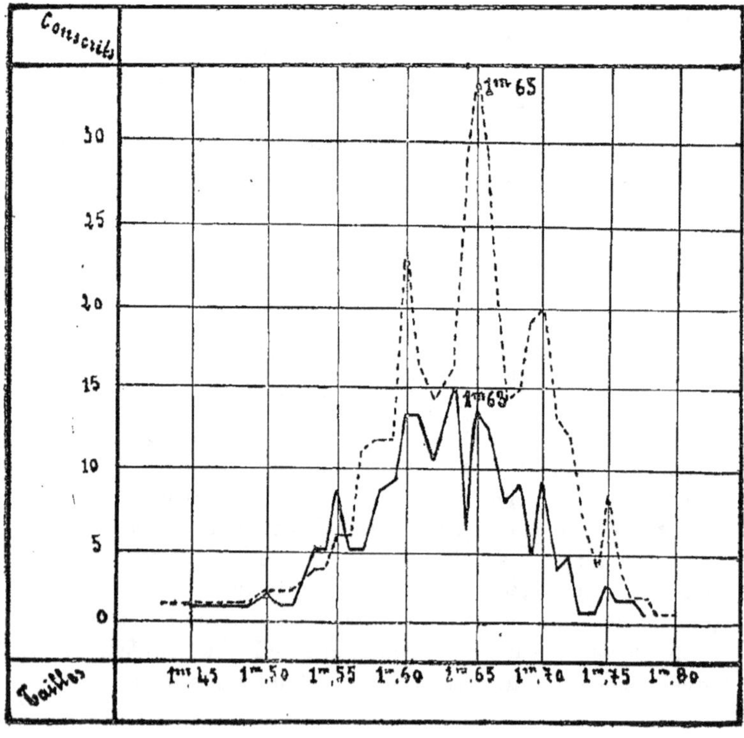

§ III. — Périmètre thoracique ou tour de poitrine

La Sous-Préfecture de Bazas n'a pas pu me communiquer les renseignements relatifs au périmètre thoracique ou tour de poitrine des jeunes gens, n'ayant pas ces renseignements en sa possession. D'autre part, il ne m'a pas été possible, au recrutement de Bordeaux, de me les procurer, le règlement interdisant d'en donner communication à des tiers.

Tout ce que je puis dire, à ce sujet, c'est que trois conscrits de taille et de poids normaux du canton de Captieux, mesurés par moi-même, ont donné une moyenne de 82 centimètres, pour le périmètre thoracique et que trois conscrits, également de taille et de poids normaux, du canton de Villandraut, ont révélé une moyenne de 83 c. 5 pour ce périmètre, soit une moyenne supérieure de 1 centimètre 1/2 à celle de Captieux.

Il m'a paru intéressant de donner ces chiffres à titre d'indication.

§ IV. — Poids des conscrits

Le poids normal du conscrit, pour Captieux et les localités attenantes, a été de 45 kilogs, le maximum de 72 et le poids normal de 60 kilogs. D'autre part, si l'on fait la moyenne de tous les poids observés, on trouve 59 k. 8, soit une valeur très voisine de celle du poids normal.

En ce qui concerne Villandraut et les communes environnantes, le poids le plus léger du conscrit a été de 40 kilogs, le plus lourd de 75 kilogs et le poids normal de 62 kilogs. Nous trouvons, en conséquence, pour cette contrée, deux kilogs de plus normalement que pour l'autre. En règle générale, le jeune homme est donc un peu plus pesant dans le canton de Villandraut que dans celui de Captieux, 62 k. au lieu de 60.

Quant à la moyenne de tous les poids notés à Villandraut, elle est de 62 k. 0, c'est à-dire qu'elle coïncide exactement avec la normale.

Ces différents résultats sont représentés dans le graphique suivant. Dans ce graphique, comme dans le précédent, le trait continu correspond à la contrée de Captieux et le trait discontinu à celle de Villandraut.

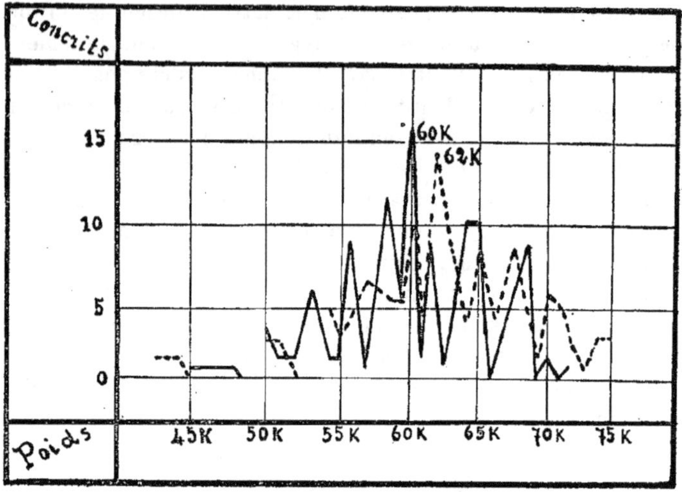

§ V. — CONSIDÉRATIONS ANTHROPOMÉTRIQUES

Les anthropologistes[1] ont démontré toute l'importance qu'il y avait à déduire des observations, portant sur la taille et le poids d'un être, un chiffre qui est appelé le segment anthropométrique et qui s'obtient en faisant le quotient de P/H, c'est-à-dire du poids P du sujet, exprimé en grammes, par sa taille ou sa hauteur H, exprimée en centimètres. Ce chiffre, ce quotient représente donc le poids moyen d'une tranche de 1 centimètre de hauteur d'un cylindre, ayant la taille du sujet considéré et le même poids que lui.

Or, si nous cherchons, de cette manière, le segment anthropométrique, pour les jeunes gens de la contrée de Captieux, nous trouvons, leur poids normal étant 60,000 grammes et leur hauteur normale 163 centimètres, nous trouvons, disons-

(1) Le professeur Bouchard (de l'Institut) notamment.

nous, $\frac{60000}{163}$ = 3 kilogs 681 gr. Si nous faisons maintenant la même opération pour les jeunes gens de la contrée de Villandraut, nous obtenons $\frac{62000}{165}$ = 3 k., 757. Ces deux résultats nous montrent que le segment anthropométrique d'un jeune homme est un peu plus pesant dans la contrée de Villandraut. Cette différence, à l'avantage du jeune homme de cette contrée, plus grand, pouvait être prévu, puisque les sujets comparés sont géométriquement semblables, naturellement, dans les deux contrées.

Mais ce qui nous renseignera mieux, au point de vue de l'anthropométrie comparée, ce sera d'établir, pour les deux milieux que nous avons considérés, la corpulence de l'individu normal. La corpulence d'un conscrit captiésain, toutes proportions gardées, est-elle normalement plus forte, la même ou moins forte que celle d'un conscrit villandrautais ?

Nous savons, à ce sujet, que la corpulence d'un individu est donnée par le rapport de son segment réel au segment moyen de l'être humain de même âge et de même taille (et de même sexe, bien entendu), indiqué dans les tables anthropométriques. Partant, pour connaître la corpulence du conscrit du canton de Captieux, nous n'avons qu'à prendre le rapport du segment de ce conscrit, soit de 3,681, ou segment moyen de l'être humain, âgé de 21 ans et mesurant 1ᵐ 63 c. Ce dernier segment est 3,200. On obtient 1,15 pour résultat. Pareillement pour déterminer la corpulence du jeune homme du canton de Villandraut, il suffit de prendre le rapport du segment de ce jeune homme, soit de 3,757 au segment moyen de l'être humain de 21 ans et d'une taille de 1ᵐ 65 c. On a $\frac{3,757}{3,240}$ = 1,16. Nous venons de dire, en effet, que le Captiésain mesurait 1ᵐ 63 c. et le Villandrautais 1ᵐ 65 c., à la toise.

Nous voyons, par ce qui précède que, normalement et toutes proportions gardées, la corpulence du conscrit du canton de Captieux est aussi forte, pour ainsi dire, que celle du conscrit du canton de Villandraut (1,15 au lieu de 1,16).

Les différences, dont nous venons de parler, quelque peu à l'avantage, au moins sous le rapport de la taille et du poids, du conscrit de la contrée villandrautaise, sont rendues plus saisissables par l'examen des deux silhouettes humaines suivantes que nous avons tracées, d'après des photographies prises avec l'aide de M. le Dr L. Roumaillac (de Captieux).

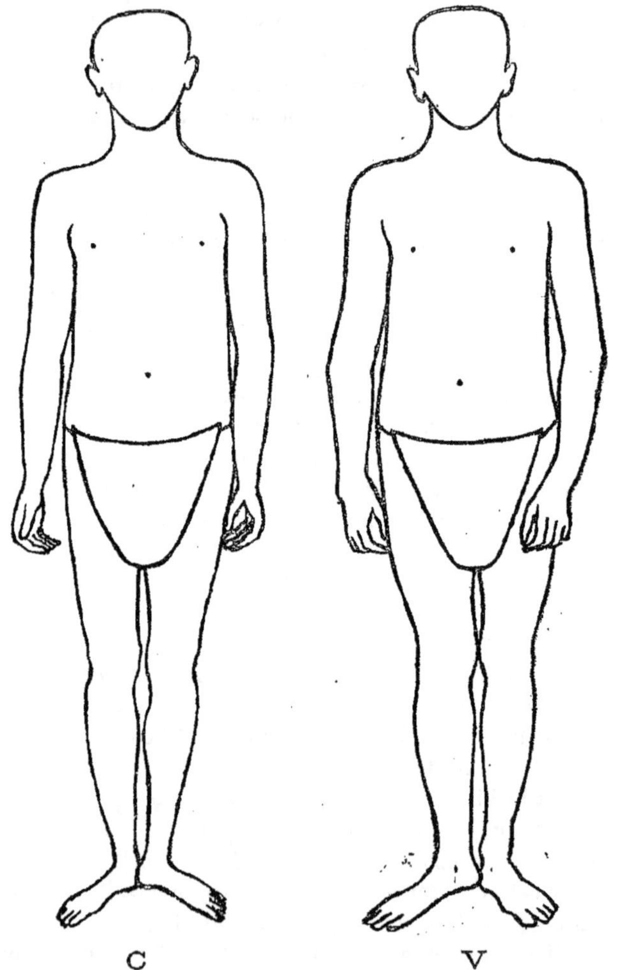

Silhouettes de conscrits : C captiésain ; V villandrautais (sujets de tailles et de poids norm.)

CHAPITRE II

Constitution physique — Musculature
Maladies ou Infirmités des jeunes gens

§ 1er. — NOTIONS PRÉLIMINAIRES

Un homme peut être de taille et de poids normaux, par suite de corpulence et de complexion normales et, malgré cela, se trouver, comme l'on dit couramment, faible de constitution, par excès ou par défaut du tissu adipeux ou du tissu osseux, par exemple. Il peut être aussi, bien que toujours d'une corpulence normale, porteur d'infirmités ou atteint de diverses maladies, toutes choses susceptibles de le rendre impropre au service militaire, d'une manière complète ou relative, suivant les cas. Aussi le Conseil de revision ne se borne-t-il pas à mesurer et à peser les sujets qui lui sont présentés et pousse-t-il plus loin son investigation. Grâce au concours du médecin-major, expert pour l'examen des hommes, qui lui est adjoint, il s'assure :

1° Que le sujet est sain, bien conformé et que rien ne porte obstacle à la plénitude des mouvements nécessaires au maniement des armes.

2° Qu'aucune partie du corps n'est exposée à souffrir du port des vêtements, de l'équipement et des armes.

3° Que, par suite de faiblesse organique, de prédisposition morbide ou de maladie déjà existante, la santé et la vie du sujet ne seront pas directement compromises par les conditions habituelles du service militaire.

4° Enfin que quelque maladie ou infirmité, sans gêner l'exercice des fonctions, n'est pas de nature à se transmettre ou à exciter le dégoût, ce qui rend le sujet incompatible avec la vie en commun des soldats.

Une fois donc que le sujet a été mesuré et pesé par lui ou par des aides préposés, le médecin de l'armée jette un coup d'œil sur l'ensemble du corps de ce sujet, examine sa musculature et le questionne sur les maladies ou infirmités de quelque gravité qui ont pu l'atteindre, ou dont il peut être atteint au moment où il est examiné.

Dans le cas où une faiblesse organique, ou bien une musculature insuffisante est constatée, où une maladie, une infirmité notable est signalée ou reconnue, le médecin en fait part au Conseil. Le président et les secrétaires en font mention sur les registres.

En consultant ces documents, nous voyons, par conséquent, que les observations intéressant la santé se rapportent à la faiblesse organique, à l'insuffisance du système musculaire, ainsi qu'aux maladies ou infirmités médicales et chirurgicales des individus.

Nous allons les considérer dans cet ordre même, pour les deux cantons de Captieux et de Villandraut.

§ 2ᵉ. — CAS DE FAIBLESSE ORGANIQUE ET DE MUSCULATURE INSUFFISANTE CONSTATÉS

On peut, il me semble, comprendre sous la dénomination générale de « faiblesse organique », les cas d'infantilisme ou arrêt de développement et ceux de faiblesse de constitution proprement dite, puisqu'ils se rapportent les uns et les autres à une déchéance plus ou moins complète de l'organisme, en général, sans maladie caractérisée.

Dans cet ordre d'idées, nous voyons que, dans le canton de Captieux, sur 331 conscrits examinés, de 1901 à 1910, 82 cas de faiblesse organique ont été constatés, ce qui fait 24,7 %. Nous voyons pareillement que, dans le canton de Villandraut, sur 602 jeunes gens examinés, dans 134 cas on a noté une faiblesse de l'organisme, ce qui donne 22 %. La différence, au point de vue de la constitution organique, quoique faible, est donc à l'avantage de la contrée villandrautaise.

Si nous considérons maintenant l'insuffisance musculaire de part et d'autre, nous trouvons que l'on a observé, dans le même espace de temps, 6 cas d'insuffisance de ce genre à Captieux et 7 à Villandraut. Etant donnè le nombre des sujets dans les deux contrées, nous sommes conduit à un pourcentage de 1,8 pour la première contrée et de 1,1 pour la seconde. Ici encore, dans une faible mesure, il est vrai, l'infériorité se trouve du côté des captiésains ou, ce qui revient au même, la supériorité du côté des villandrautais, puisque ces derniers ont montré une proportion moins élevée de jeunes gens insuffisants, au point de vue de la musculature.

§ 3° — MALADIES OU INFIRMITÉS MÉDICALES ET CHIRURGICALES
OBSERVÉES

L'observation a montré, dans l'un et l'autre canton, en fait d'abord de maladies ou infirmités médicales, les cas que nous réunissons dans le tableau suivant :

NOMS des MALADIES MÉDICALES	0/0 de cas constatés		NOMS des MALADIES MÉDICALES	0/0 de cas constatés	
	à Captieux	à Villandraut		à Captieux	à Villandraut
Bronchite chronique .	0,9	1,3	Anémie	0,0	0,1
Tuberculose pulmon..	1,5	0,6	Rachitisme	0,3	1,3
Pleurésie	0,0	0,3	Bégaiement.	0,3	0,1
Affections cardiaques	1,8	2,1	Epilepsie	0,3	0,3
Ictère chronique . . .	0,3	0,0	Idiotie.	0,0	0,5
Rhumatisme.	0,0	0,1			
			Moyennes.	0,5	0,6

Il ressort de l'étude comparative des données ci-dessus, que les maladies ou infirmités médicales seraient un peu moins fréquentes dans le canton de Captieux que dans celui de Villandraut. La différence est minime, il est vrai. Mais, d'autre part, il paraît bien que la tuberculose pulmonaire sévit davantage dans la contrée captiésainne.

Au point de vue maintenant des infirmités ou maladies chirurgicales, les tournées de revision ont fait, dans le pays, les remarques ou plutôt les constatations dont on trouvera l'exposé dans le tableau suivant :

NOMS des MALADIES CHIRURGICALES	0/0 de cas constatés		NOMS des MALADIES CHIRURGICALES	0/0 de cas constatés	
	à Captieux	à Villandraut		à Captieux	à Villandraut
Myopie	1,2	0,3	Orchite chronique	0,3	0,0
Hypermétropie	0,3	0,3	Varicocèle	0,0	0,3
Astigmatisme	0,3	0,0	Hydrocèle	0,0	0,2
Cataracte	0,0	0,3	Hematocèle	0,0	0,1
Ophtalmie	0,0	0,7	Coxalgie	0,0	0,8
Fissure palatine	0,0	0,2	Hydarthrose	0,3	0,1
Carie dentaire	0,1	1,1	Genu valgum	0,3	0,0
Otite	0,0	0,7	Varices remontantes	0,3	0,3
Adénite cervicale	0,3	0,3	Var. non remontantes	1,3	0,8
Laryngite	0,3	0,0	Ostéite tibiale	0,0	0,1
Goitre	0,0	0,3	Pied bot	0,0	0,2
Main bote	0,3	0,3	Pieds plats	0,3	0,1
Lordose	0,0	0,0	Tarsalgie	0,0	0,3
Cyphose	0,3	0,2	Onyxis	0,0	0,1
Scoliose	0,0	0,8	Mutilations et blessures div.	2,0	2,0
Hernie	0,6	1,5			
Cryptorchidie	0,3	0,1	Moyennes	0,2	0,4

La lecture du tableau précédent nous montre que, dans l'ensemble, les infirmités ou maladies chirurgicales sont moins fréquentes dans le canton de Captieux que dans celui de Villandraut. La balance penche donc encore ici un peu en faveur du premier canton. Nous voyons, en outre, qu'en dehors des mutilations et blessures, d'égale fréquence, aux deux endroits, les affections chirurgicales prédominantes sont, dans la contrée captiésainne, la myopie et les varices, alors que, dans la contrée villandrautaise, se sont la carie dentaire et les hernies qui se présentent le plus souvent à l'observateur.

CHAPITRE III

Affectation des Conscrits au service armé
au service auxiliaire
Ajournements — Exemptions — Réformes

§ 1er — INDICATIONS PRÉLIMINAIRES

Après qu'il a mesuré, pesé et examiné les conscrits, ainsi que nous l'avons dit dans les chapitres précédents, il reste au Conseil de revision à statuer sur leur aptitude au service. C'est encore ici l'Instruction Ministérielle du 22 octobre 1905, qui lui sert de guide et c'est d'après elle et sur la proposition du Médecin-major que le Conseil classe, au point de vue des aptitudes physiques qu'ils présentent, les jeunes gens en quatre catégories :

1° Ceux qui sont reconnus bons pour le service armé ;

2° Ceux qui, étant atteints d'une infirmité relative, sans que leur constitution générale soit douteuse, sont reconnus bons pour le service auxiliaire ;

3° Ceux qui, étant d'une constitution physique trop faible, sont ajournés à un nouvel examen ;

4° Ceux enfin chez lesquels une constitution générale mauvaise ou certaines infirmités déterminent une impotence fonctionnelle, partielle ou totale et qui sont exemptés de tout service.

Nous ne croyons pas inutile d'ajouter que les jeunes gens ajournés et reconnus l'année suivante bons pour le service auxiliaire, passent, après leur première année d'incorporation, devant une commission de réforme qui décide s'ils doivent accomplir leur seconde année dans le service auxiliaire, s'ils doivent être réformés ou s'ils peuvent être classés, pour la seconde année, dans le service armé. En fait, les mutations de ce genre sont très rares.

Quoiqu'il en soit, on voudra bien nous permettre de distinguer, à notre point de vue et d'après les décisions de l'Assemblée cantonale, non pas quatre, mais six catégories de sujets :

1° Ceux aptes d'emblée au service armé ;

2° Ceux aptes, après ajournement, au service armé ;

3° Ceux aptes d'emblée au service auxiliaire ;

4° Ceux aptes, après ajournement, au service auxiliaire ;

5° Ceux impropres, après ajournement, à tout service ;

6° Ceux impropres, d'emblée, à tout service.

Après avoir considéré la répartition des jeunes gens du canton de Captieux et de celui de Villandraut, de 1901 à 1910, suivant ces diverses catégories, nous parlerons, à titre d'information complémentaire, mais cependant très utile, de ceux qui, pris bons par le conseil, ont dû être réformés après incorporation.

Les conscrits du canton de Captieux peuvent être répartis, de 1901 à 1910, au point de vue qui nous occupe, comme l'indique le tableau suivant :

Canton de Captieux

Années	Aptes d'emblée au service armé	Aptes après ajournem^t au service armé	Aptes d'emblée au service auxiliaire	Aptes après ajournem^t au service auxiliaire	Impropres après ajourn^t à tout service	Impropres d'emblée à tout service
1901	20	9	1	4	0	1
1902	22	7	1	2	1	3
1903	19	1	1	7	2	1
1904	20	7	2	3	1	4
1905	25	2	1	0	2	4
1906	17	1	2	2	1	0
1907	24	4	3	1	0	4
1908	22	2	2	1	4	2
1909	29	1	1	3	2	3
1910	19	»	3	»	»	1
Totaux	218	34	17	23	13	23

Ces totaux, exprimés en 0/0, donnent, pour 331 conscrits examinés, 65,8 0/0 d'aptes d'emblée au service armé, soit de la première catégorie, 10,3 0/0 de la deuxième, 5,1 0/0 de la troisième, 7,2 0/0 de la quatrième, 3,9 0/0 de la cinquième et 6,9 0/0 de la sixième.

Si l'on passe ensuite à l'examen du classement, par aptitude, des jeunes gens du canton de Villandraut, on trouve les indications groupées ci-dessous :

Canton de Villandraut

Années	Aptes d'emblée au service armé	Aptes après ajournem^t au service armé	Aptes d'emblée au service auxiliaire	Aptes après ajournem^t au service auxiliaire	Impropres après ajourn^t à tout service	Impropres d'emblée à tout service
1901	38	8	1	11	1	1
1902	34	5	2	4	4	4
1903	42	16	5	2	2	3
1904	33	19	4	5	1	6
1905	51	1	1	1	2	4
1906	39	1	3	0	8	8
1907	35	1	3	2	4	11
1908	39	2	1	6	2	8
1909	31	3	5	4	5	5
1910	47	»	4	»	»	5
Totaux	389	56	29	35	29	55

Les sommes consignées ci-dessus nous donnent le pourcentage suivant : Pour la première catégorie (aptes d'emblée au service armée) 64,6 0/0 ; pour la deuxième catégorie, 9,3 0/0 ; pour la troisième, 4,8 0/0 ; pour la quatrième, 5,9 0/0 ; pour la cinquième, 4,8 0/0, et pour la sixième, 9,1 0/0.

En comparant ce pourcentage à celui que nous avons trouvé plus haut, pour le canton de Captieux, nous constatons une proportion un peu plus élevée de conscrits des quatre premières catégories dans ce canton que dans celui de Villandraut (aptes au service armé, auxiliaire, d'emblée ou après ajournement). C'est l'inverse pour les cinquième et sixième catégories (impropres à tout service, d'emblée ou après ajournemet). Il nous est facile, d'ailleurs, de vérifier la chose en faisant, pour l'une et l'autre contrées, la somme de tous les sujets qui ont été incorporés ou considérés comme susceptibles de l'être (loi du 15 juillet 1889), autrement dit le total de tous les sujets classés dans les quatre premières catégories, et en établissant ensuite les pour cent respectifs.

Ce faisant, nous trouvons, en comptant, par conséquent, les anciennes unités du service auxiliaire, non incorporées avant 1906, nous trouvons, disons-nous, que sur cent jeunes gens examinés, 89, dans le canton de Captieux, ont été reconnus plus ou moins aptes au service. Nous trouvons, en outre, toujours en faisant entrer en ligne de compte les anciennes unités de l'auxiliaire, que, sur cent conscrits examinés, 84 seulement, dans le canton de Villandraut, ont été déclarés aptes au service.

On peut aborder cette question d'une manière un peu différente, en déterminant la valeur moyenne d'un homme, à Captieux comme à Villandraut, sous le rapport du service militaire. Pour cela, il faut attribuer la valeur 0 aux jeunes gens classés dans la sixième et dernière catégorie (impropres, d'emblée, à tout service), la valeur 1 à ceux de la cinquième (impropres, après ajournement, à tout service), la valeur 2 à ceux de la quatrième (aptes, après ajournement, au service auxiliaire), la valeur 3 à ceux de la troisième (aptes, d'emblée, au service auxiliaire), la valeur 4 à ceux de la deuxième (bons, après ajournement, au service armé), enfin, la valeur 5 à ceux de la première catégorie (bons, d'emblée, au service armé). Multipliant, maintenant, chaque valeur par le nombre des individus auxquels on l'a attribuée, additionnant les produits ainsi obtenus et divisant la somme par le nombre total des individus, on obtient 4,07 pour le canton de Captieux, et 3,97 seulement, pour le canton de Villandraut, comme valeur moyenne des conscrits, au point de vue de l'aptitude au service.

Il nous reste, avant de terminer ce chapitre, à dire un mot des réformes prononcées, après incorporation et concernant les jeunes gens des deux contrées que nous avons envisagées.

Une enquête personnelle que nous avons faite, à ce sujet, nous a fourni les renseignements suivants :

Pour le canton de Captieux, sur 261 jeunes gens qui, de 1901 à 1910, ont rejoint différents corps, 11 jusqu'à l'heure présente, ont été réformés temporairement ou définitivement, dans l'armée active ou sa réserve, ce qui fait 4,2 0/0.

En ce qui concerne le canton de Villandraut, sur 475 hommes envoyés de 1901 en 1910, dans diverses garnisons, 23, jusqu'à présent, ont été réformés, d'une manière temporaire ou définitive, dans l'active ou la réserve. Ces derniers chiffres donnent un 0/0 de 4,8. Ils montrent, par conséquent, une proportion un peu plus élevée de réformés pour ce canton que pour celui de Captieux.

CHAPITRE IV

Résumé et discussion des Observations
Conclusions

J'ai montré, dans le chapitre I, en m'appuyant sur les documents du Conseil de revision, que la taille normale, c'est-à-dire la taille la plus commune des conscrits de 1901 à 1910, avait été de 1^m 63, dans le canton de Captieux, et de 1^m 65 dans celui de Villandraut. J'ai montré, en outre, que le poids normal des jeunes gens avait été de 60 kilogs, dans le premier canton, et de 62 kilogs, dans le second. J'ai enfin rendu compte que la corpulence des individus de taille et de poids normaux, déterminée par le rapport de leur segment anthropométrique réel au segment normal de l'être humain de même âge et de même taille, que la corpulence, dis-je, des individus de taille et de poids normaux avait, comme expression numérique, 1,15 pour la contrée captiésainne et 1,16 pour l'autre.

Il résulte bien de ces données que le conscrit captiésain est, ordinairement, normalement, d'une taille un peu moins grande (2 cent.), d'un poids un peu moins considérable (2 kilogs) et d'une corpulence plutôt moindre (0,01) que le villandrautais.

Telle est, en substance, la teneur du chapitre I.

Dans le chapitre II, il a été question des cas de faiblesse organique ou, si l'on veut, de faiblesse de complexion, de musculature insuffisante, d'infirmités ou maladies médicales et chirurgicales, observés chez les jeunes gens des deux milieux considérés.

C'est ainsi que j'ai porté à la connaissance du lecteur que, dans le canton de Captieux, 24,7 0/0 des sujets ont été trouvés

faibles de constitution et, dans celui de Villandraut, 22 0/0.
J'ai fait connaître aussi que 1,8 0/0 des individus, à Captieux,
et 1,1 0/0 à Villandraut, ont été reconnus d'une musculature
insuffisante. J'ai également fait savoir qu'on avait constaté,
pour les cas d'infirmités ou maladies médicales, un pour cent
de 0,5 à Captieux et de 0,6 à Villandraut, et pour les cas d'infirmités ou maladies chirurgicales, un pour cent de 0,2 dans
le premier endroit et de 0,4 dans le second.

Par là, le lecteur a pu se rendre compte que les hommes de
Captieux et des environs sont, en général, un peu moins forts
de constitution, un peu moins musclés, mais, en revanche,
un peu moins sujets, semble-t-il, aux infirmités ou maladies
médicales ou chirurgicales que les hommes de Villandraut et
de la banlieue.

Quant au troisième chapitre, il a été consacré à l'examen
des affectations des conscrits captiésains et villandrautais au
service armé, au service auxiliaire, d'emblée ou après ajournement, aux exemptions dont ils ont été l'objet, d'emblée ou
après ajournement, enfin aux réformes prononcées, à leur
endroit, après incorporation.

Celui qui a bien voulu se donner la peine de lire ce dernier
chapitre a pu s'assurer, d'une part, que, sur 100 conscrits
examinés, ici comme là, 89 à Captieux, ont été incorporés ou
considérés comme susceptibles de l'être et 84 à Villandraut,
et, d'autre part, que sur 100 hommes pris bons, dans la première localité, 4 ont du être réformés définitivement ou temporairement par les commissions et, dans la seconde, 5, soit
1 de plus, et tous, pour ainsi dire, au cours du service actif.

Il a paru, par suite, nettement que les jeunes gens de la
contrée de Captieux étaient incorporés, en proportion un peu
plus grande, par l'autorité militaire, autrement dit, faisaient
relativement un peu plus de soldats que ceux de l'autre contrée. Il a paru aussi, qu'une fois au service, les hommes pro-
venant de Captieux et des environs donnaient lieu à une proportion plutôt moindre de réformés que ceux originaires de
Villandraut et des localités administrativement tributaires.

Voilà donc deux populations de la région bazadaise, celle du canton de Captieux et celle du canton de Villandraut, dont la première, celle du canton de Captieux, présente normalement des jeunes gens un peu moins grands, d'un poids un peu inférieur, d'une corpulence plutôt moindre, d'une constitution organique un peu moins forte, d'une musculature moins développée, aussi sujets, pour ainsi dire, aux affections médicales ou chirurgicales, et qui donne cependant, proportionnellement, un peu plus de soldats et des soldats aussi bons, sinon meilleurs, que la seconde, celle du canton de Villandraut, à la défense nationale.

Du côté de Captieux, autrement dit, *de moins beaux garçons*, (pour employer une expression pas des plus scientifiques, peut-être, mais qui rend bien la pensée), et pourtant, des sujets tout aussi aptes au service militaire, sinon plus aptes.

Du côté de Villandraut, par contre, *de plus beaux garçons* et, cependant, des sujets points meilleurs pour le service, plutôt moins bons.

Il y a là, semble-t-il, des remarques contradictoires et en opposition les unes avec les autres. En réalité, il n'en est rien, et il suffit de considérer que la résistance d'un homme à la fatigue physique, que le travail ou le mouvement dont il est capable, dans un temps donné, n'est pas en rapport seulement avec sa taille, son poids, avec sa constitution, appréciée par quelques signes extérieurs, ou avec sa musculature, pour concilier ces remarques en apparence contradictoires.

La physiologie nous enseigne, en effet, que chez l'homme comme chez les animaux, l'oxydation des matières absorbées, d'où résulte la chaleur sensible ou transformée en mouvement, peut varier beaucoup, toutes choses égales d'ailleurs, suivant le fonctionnement organique général de l'individu et les conditions extérieures. Or, sans nous attacher ici aux conditions extérieures, le fonctionnement organique général plus ou moins parfait de l'individu, duquel dépend, pour une bonne part, son rendement mécanique ou physique, la mensuration, la pesée, voire l'auscultation de cet individu, ne le révèlent qu'incomplètement. Il se traduit autant et peut-être plus, ce fonctionnement organique, en relation d'ailleurs avec la composition ou la texture protoplasmique, par la voix, le teint, l'expression de la physionomie, les attitudes et les allures du sujet, indices qui donnent précisément de celui-ci, au point de vue de l'énergie physique, une impression plus ou moins bonne, à qui l'examine.

Par là, nous sommes conduits à penser que les jeunes gens de la contrée de Captieux, un peu moins grands et un peu moins forts, ont dû, néanmoins, produire une impression tout aussi bonne, sinon meilleure, que ceux de la contrée de Villandraut, sous le rapport de l'énergie physique, à ceux qui les ont observés.

Toutefois, pour être entièrement fixé à cet égard, il faudrait que nous ayons vu, examiné, par nous-même, aux deux endroits, les jeunes gens de quelques classes, chose qu'il ne nous a pas été donné de faire. Il nous sera, néanmoins, permis de formuler, d'après les recherches que nous avons effectuées à leur sujet, et que nous venons d'exposer, les conclusions suivantes :

1° Abstraction faite de la corpulence et des maladies médicales ou chirurgicales, pour lesquelles la différence est nulle ou minime, si l'on considère la taille, le poids, la force de constitution et la musculature, l'aptitude physique des conscrits du canton de Captieux au service militaire, doit être regardée comme un peu moindre que celle des conscrits du canton de Villandraut.

2° Pourtant, il n'en est pas ainsi, et les conscrits de la contrée captiésainne sont au moins aussi aptes, sinon plus, au service que ceux de la contrée villandrautaise, attendu qu'incorporés, d'ailleurs, en proportion un peu plus grande, ils donnent une proportion plutôt moindre de réformés après incorporation.

Remarquons, en terminant, que ces conclusions sont à l'éloge du service de santé militaire de notre pays.

www.ingramcontent.com/pod-product-compliance
Lightning Source LLC
LaVergne TN
LVHW051131060726
842526LV00006B/2000